DISCOURS

SUR LA DÉCOUVERTE,

LES PROPRIÉTÉS ET L'USAGE

DE L'EAU VULNÉRAIRE

DE COMERE,

DE MONTPELLIER;

DÉDIÉ

A Son Altesse Sérénissime

MONSEIGNEUR

LE PRINCE DE CONTI,

PRINCE DU SANG, GRAND PRIEUR DE FRANCE,

Par PIERRE DUCHANS, *Botaniste.*

*Quas mihi non herbas, quæ non medicamina tellus
Attulit, audaci, suppofuitque manu !*

❖

A LONDRES,

Chez EMSLAY, Libraire dans le Strand,

Et se trouve à PARIS,

Chez P. DE LORMEL, Imprimeur, rue du Foin.

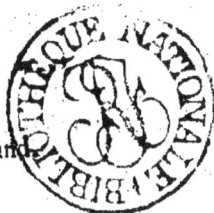

M. DCC. LXXIV.

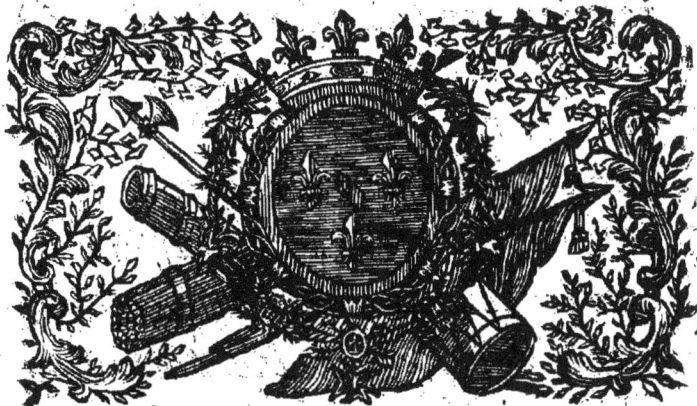

MONSEIGNEUR,

Il est de votre caractere auguste d'applaudir à tout ce qui est utile à l'humanité. Dépositaire d'un secret qui l'intéresse, à qui pouvois-

je mieux en faire hommage, qu'à
VOTRE ALTESSE SÉRÉNISSIME,
qui, par la liberté, qu'elle me
donne, d'illustrer de son nom
ce petit Ouvrage, m'assure la
confiance du genre humain, &
met le comble aux bienfaits dont
elle a daigné m'honorer. Puisse
ce léger tribut être, à ses yeux, le
gage de ma juste reconnoissance
& du respect profond avec lequel
je suis,

MONSEIGNEUR,

DE VOTRE ALTESSE SÉRENISSIME.

Le très-humble & très-
obéissant Serviteur,
DUCHANS.

DISCOURS

SUR LA DÉCOUVERTE, LES
PROPRIÉTÉS ET L'USAGE

DE L'EAU VULNÉRAIRE

DE COMERE,

DE MONTPELLIER:

PERSUADÉS, que le Créateur
n'avoit pas seulement renfermé dans
les plantes un suc propre à nous
nourrir, mais encore des vertus
capables de réparer nos forces expi-
rantes, & nous munir contre les
maux auxquels la nature humaine
est assujétie ; les premiers Cultiva-
teurs furent autant de Botanistes.
Salomon trouva cet art en honneur :
il lui consacra tous les instants qu'il
pouvoit dérober au trône, & décrivit

A

les vertus des plantes , depuis le cèdre du Liban , jufqu'à l'hyfope , qui fort de la pierre. Mais cet ouvrage fi précieux fut abforbé , comme une infinité d'autres , dans le déluge d'ignorance , qui couvrit , durant plufieurs fiecles , la furface de la terre , & laiffa l'homme partager , avec la bête , les foins de la vie purement animale.

Au fortir de cet affoupiffement général , le monde fouffrit tous les défagréments de l'enfance ; & ce ne fut qu'après les avoir long - tems éprouvés , que l'humanité s'apperçut une feconde fois de fes befoins. Les cœurs les plus généreux alors promenerent leurs recherches fur les fucs , les fels , les efprits des végétaux. Leurs expériences , fecondées de quelques fuccès , les encouragerent , & l'on vit la Botanique prendre un nouveau jour. Ils donnerent , avec raifon , aux plantes , la préférence fur les minéraux divers ; ils fuivoient en cela l'inftinct de la nature , indiqué dans la conduite des animaux , que leurs befoins conduifent , fous nos yeux , aux fimples qui doivent les guérir.

C'eft fur cet art divin , que le plus aimable & le plus chéri des Rois paroît avoir l'œil plus favorablement ouvert. Il le tient fous fa protection , plus particuliere par les privileges qu'il accorde à ceux des Botaniftes qui font affez heureux pour trouver dans le monde végétal un fpécifique avantageux à l'humanité. Telle eft l'eau de Comere, dont les admirables effets font connus univerfellement.

Paul Comere , Chirurgien Major au Régiment de Toiras Cavalerie , malgré les pénibles études qu'il avoit faites des meilleurs Auteurs , dans les différentes parties qui concernent les maladies & les remedes , croyoit avoir encore beaucoup à defirer fur l'efficacité des médicaments & la folidité de leur effet. Il trouvoit que la lenteur des moins équivoques empruntoit prefque toute leur action du fond de tempérament;& que la vivacité des autres ne combattoit l'ennemi de la fanté , qu'aux dépens de la fanté même ; preffé , d'ailleurs , par cette douce émulation , qui porte un citoyen honnête à remplir avec diftinction les devoirs de fon état, & à fe rendre, par cela même , utile à tous fes femblables , il confacra toutes fes veilles à marier tellement les fels & les efprits des plantes vulnéraires , qu'il en réfultât un fpécifique tel , qu'il pût en attendre la plus prompte & la plus folide guérifon de toutes les plaies , foit qu'elles fuffent l'écoulement des humeurs impures d'une mauvaife complexion , ou qu'elles euffent été contractées dans quelqu'accident provenant du dehors.

Les fuccès les plus éclatants couronnerent fes recherches ; fes premieres cures n'étoient point des épreuves ; & les malades , qui devoient leur confiance à fes talents, ne croyoient pas s'expofer, en ufant pour la premiere fois d'un topique, que la réputation de fon auteur accréditoit : ils s'applaudiffoient bientôt d'en avoir fait ufage.

Delà vint qu'il connut en fort peu de tems, que fon Eau Vulnéraire guériffoit radicalement toutes les bleffures , foit des armes blanches , foit des armes à feu ; les contufions, les dislocations, les entorses, les étourdissements provenants de coups reçus à la tête, ou de la vapeur du charbon ; les morsures & piquures de toutes sortes d'animaux & d'insectes venimeux ; les brûlures, de quelque nature qu'elles fussent. Il trouva que cet Eau précieuse avoit la vertu de résoudre rapidement le sang extravasé & coagulé dans le tissu cellulaire; qu'elle fortifioit les parties malades, sans leur causer la plus légere irritation; qu'elle prévenoit la suppuration, les carnosités, la gangrene ; & s'allioit merveilleusement avec le sang pour former un baume, qui consolide supérieurement les plaies, & les ferme enfin, sans laisser à craindre aucune suite fàcheuse.

Paul Comere, flatté de voir son remede triompher de tous les maux du dehors, crut pouvoir se permettre de l'employer avec prudence contre ceux du dedans. Il l'administra, en effet, avec tout l'avantage possible ; & surpris lui-même de ses succès, il résolut d'aller en proposer le premier usage public à l'Académie célebre de Montpellier,

A iij

à laquelle le Trône doit tant de premiers Médecins & de Chirurgiens distingués. Ce fut là que notre Eau Vulnéraire souffrit ses premieres épreuves critiques, & acquit sa premiere célébrité. C'est de là que les Anglois & les Irlandois en tiroient considérablement, & pour leur usage particulier, & pour celui de leurs Hôpitaux. Le Docteur Chicoyneau, Chancelier de la Faculté, & depuis premier Médecin du Roi, y contribua beaucoup par les exhortations qu'il faisoit aux Chirurgiens, de faire usage de ce spécifique. Aussi fut-il bientôt mis à la main de toutes les personnes qui respectent assez leur existence, pour se munir de tout ce qui peut en appuyer la conservation.

Après avoir long-tems aidé l'humanité de ce précieux topique, Paul Comere laissa son secret à Pierre Comere son fils, qui étoit l'homme de confiance de Mademoiselle de Toiras, sœur du Maréchal de France, auprès de laquelle il appella Pierre Duchans, son neveu & unique héritier, qu'il éleva depuis sa

plus tendre enfance dans la connoiſ-
ſance des végétaux & dans la com-
poſition de l'Eau Vulnéraire.

Dès que ce dernier fut ſeul dé-
poſitaire du ſecret de Paul Comere , ſon grand oncle , il porta ſes
pas vers les armées de France ,
où il adminiſtra ſon ſpécifique durant les années 1744 , 45 , 46 & 47 ;
enſuite il parcourut les échelles du
Levant , pour l'y annoncer par quelques cures d'éclat. Les Turcs & les
Arabes ſaiſis d'étonnement , l'arrê-
terent fort long-tems , & ſur-tout à
Sidon & à Saint Jean d'Acre , où il
demeura quatre ans. Delà , il revint
en France , & , après en avoir par-
couru les Villes principales , il ſe
rendit à Paris , à deſſein d'y pour-
ſuivre le privilege excluſif , qu'il a
plû au Roi de lui accorder , & qui ,
pour être récent , ne doit donner à
l'Eau de Comere aucune atteinte de
nouveauté. Ce topique , en effet , eſt
connu depuis plus de cent ans , par
des ſuccès aſſez multipliés , pour lui
mériter la confiance du Public, comme ils lui ont mérité la protection
des Princes & des Seigneurs les plus

distingués ; & nombre de témoignages rendus par les Gouverneurs ,
Commandants & Intendants des
Provinces principales du Royaume;
des certificats donnés par les Capi-
touls , Échevins , Jurats , Maires
& Consuls de plusieurs Villes capi-
tales ; des attestations de plusieurs
Médecins célebres , & de plusieurs
Maîtres en Chirurgie , tant de Paris ,
que de province , hommes éclairés
sur les propriétés de l'Eau de Comere , par leurs expériences, ou celles qu'ils en ont vu faire. Nous ne
rapporterons ici dans l'ordre de leur
date , que l'indication des plus au-
thentiques de ces témoignages : chacun étant libre de venir en vérifier
l'étendue sur les originaux , dont le
sieur Duchans ne refusera commu-
nication à personne , & d'autant
moins que ses intérêts sont plus inti-
mement attachés à leur publicité

Le premier fut donné par M. La-
marque , Chirurgien du Roi , à Ver-
sailles , & suivant Sa Majesté. Cet
homme , sans contredit , des plus
éclairés , atteste qu'il fait usage de
ৎ Décem-l'Eau de Comere , pour ses malades.
bre 1760. Certificat de M. Bonnefos , Doc-

teur en Médecine de Perpignan.

Arrêt du Parlement de Greno- 6 Defdits.
ble, qui permet la vente & diftribution de l'Eau de Comere, vû fon
efficacité.

Certificat de M. Dupont, Chi- 20 Mai
rurgien ordinaire du Roi. 1763.

Autre de M. de Bretonne, Maî- 21 Defdits.
tre en Chirurgie à Paris.

Autre de M. Cairoche, Médecin 14 Octo-
des Armées, où il avoit connu le bre dudit.
Sieur Duchans, à caufe de fon remede.

Autre du fieur Berthés, Profef- 21 Octo-
feur en Médecine de la Faculté de bre 1763.
Montpellier.

Autre du fieur Donol, Médecin 23 Février
ordinaire du Roi. 1764.

Autre du fieur Carriere, Docteur 1er. Mars
en Médecine de Touloufe. dudit.

Permiffion de M. Moulard, Mé- 15 Septem-
decin, Syndic du College de Mar- bre 1766.
feille, pour la vente & diftribution
de l'Eau de Comere.

Pareille permiffion accordée en 25 Defdits.
conféquence de la précédente, par
M. le Lieutenant Général de Police
de la même Ville.

Autre des Maire, Jurats & Gou- 7 Mars
1768.

verneur de la Ville de Bordeaux ,
d'après l'atteftation du Médecin de
la Santé.

13 Avril dudit. Certificat du Maître en Chirurgie de la Marine & des Galeres de
Marfeille , figné Coutarel.

20 Defdits. Autre de M. Filtz Maurice, Docteur en Médecine de la Faoulté de
Montpellier.

21 Defdits. Autre de M. le Vicomte de St.
Prieft , Intendant du Languedoc.

23 Defdits. Autre de M. le Comte de Mont-
calm , Commandant dans la même
Province.

20 Mai dudit. Autre de M. Goulard, Profeffeur,
Démonftrateur Royal en Chirur-
gie , à l'Univerfité de Montpellier.

12 Juin dudit. Autre du Lieutenant de M. le
premier Chirurgien du Roi, à Lyon.

20 Defdits. Autre de Madame de Maniban ,
à Touloufe.

18 Mai 1769. Extrait des Regiftres de l'Académie Royale des Sciences de Paris ,
au fujet du rapport avantageux ,
fait par MM. Malouin & Maquert ,
Docteurs en Médecine , nommés
pour l'examen de l'Eau de Comere.

1er. Sep-tembre du dit. Brevet de S. A. S. Monfeigueur
le Prince de Conti , concernant la

Penfion dont il a honoré le Sieur Duchans, à caufe du mérite de fon remede, motivé dans le Brevet.

Autre Penfion accordée au même Botanifte, par M. le Duc d'Eftiffac, pour le même fujet.

Certificat de S. A. S. Monfei- 15 Février gneur le Comte de Clermont, fcellé 1770. de fes Armes, fur les qualités fupérieures qu'il avoit reconnues dans l'ufage de l'Eau fpiritueufe de Comere.

A la fuite de ces Certificats, nous croyons devoir joindre quelques exemples de guérifons auffi étonnantes qu'inattendues.

Le nommé Parifot, Poftillon, fils de Parifot, Cocher de M. Peilhon, qui conduifoit la voiture pour fon pere, étant tombé du fiége, & ayant eu le vifage écrafé fous les roues, de forte que la joue lui tomboit fur l'œil, fut guéri fous fix jours de panfement avec l'Eau de Comere, contre l'efpérance de M. de Bretonne, Maître en Chirurgie de Paris, qui croyoit le malade en grand danger à caufe de l'énormité du gonflement, & de l'épanchement

qui faifoit craindre un dépôt. Ce
Chirurgien habile n'étoit point d'a-
vis d'employer notre Topique, dont
il ne fit ufage qu'à la follicitation
de M. Peilhon. C'eft ce ... ... de
te lui-même, ainfi que... prompte
efficacité du remede, dans le Certificat indiqué ci-deffus.

Le fieur Thibaud, Limonadier à
Montpellier, ayant renverfé fur lui
une baffine de firop bouillant, qu'il
retiroit de deffus le fourneau, & la
liqueur s'étant portée prefque en-
tiérement fur les parties génitales,
qui furent menacées de l'amputation, & déclarées pour le moins in-
capables de progéniture, fut guéri
de cette brûlure avec de l'Eau de
Comere, & fi radicalement, que
s'étant marié dans la fuite, il eut
nombre d'enfans.

L'Artificier de le ville de Dunker-
que, tirant un feu chez M. le Prince
de Robecque, au mois de Septembre
1773, pour l'arrivée de M. le Duc
d'Eftiffac, beau-pere de ce Prince,
& s'étant brûlé tout un côté du vifage, & l'œil même, dans un tour-
billon de flamme, dont il fut fur-

pris , fut guéri en vingt-quatre heures , avec de l'Eau de Comere , fans
qu'il reftât le plus léger veftige de
cet accident.

Botan... foigné , certifie & attefte à
toutes perfonnes qu'il appartiendra ,
que dans un accident qui m'eft fur-
venu le trois Juin de la préfente
année , d'une chûte de vingt-quatre
pieds de haut , en démontant le re-
pofoir élevé à l'Hôtel de Touloufe ,
Place des Victoires , en la préfence même de L. A. S. Monfeigneur
le Duc de Penthievre & Madame
la Princeffe de Lamballe ; ce qui a
contribué le plus à ma guérifon ,
C'eft un Eau fpécifique vulnéraire
qui m'a été adminiftrée , tant intérieurement qu'extérieurement par le
fieur Duchans , & que lui feul a
droit de compofer , laquelle eft
dite Eau de Comere de Montpellier : que l'ufage de cette Eau
a rétabli les playes , meurtriffures & contufions que je m'é-
tois faites au vifage , bras , mains ,
jambes , & par tout le corps , dont
j'ai été guéri avec promptitude &
facilité , au moyen de ces compreffes

& applications ; en foi de quoi
je lui ai donné le préfent Certificat.
A Paris ce 21 Juin 1774,

   JARRY, Charpentier.

Le Prieur Econome de N. D. de
Lorette de Marfeilles, étant à la
Chaffe, fon fufil lui creva dans les
mains ; les Médecins confultés, dé-
cidèrent l'amputation du bras, qui
étoit, en effet, extrêmement mal-
traité ; mais un de fes amis effrayé
de cette fentence, ayant été cher-
cher le fieur Comere qui fe trouvoit fur les lieux, ce Botanifte le
panfa avec fon Eau, le guérit, &
lui rendit le libre ufage de fon bras,
comme il l'avoit avant l'accident,
fans qu'il lui en reftât le moindre
reffentiment de douleur.

Quelle foule de réflexions n'offre
pas ce dernier exemple ? Que de
bras, de jambes & de cuiffes, bri-
fées par le feu de la guerre, n'enle-
vera pas à l'amputation l'Eau de
Comere, une fois adminiftrée géné-
ralement dans les Hôpitaux des armées ? Que de fouffrances évitées à
tant de braves gens ? Et d'ailleurs,
combien n'en meurt-il pas dans les

douleurs cruelles de l'opération ?
Combien donc cette Eau précieuſe
ne rendra-t-elle pas d'Officiers à
leurs Corps , de Soldats à leurs
Drapeaux , ſous leſquels ils pour-
ront ſervir juſqu'à ce que la décré-
pitude de l'âge les conduiſe à cette
noble & magnifique retraite que
Louis XIV. a conſacrée à la ſubſiſ-
tance des Militaires blanchis ſous le
port de ſes armes , dès qu'elle enri-
chira , comme nous l'avons dit , la
Pharmacie des Hôpitaux à la ſuite
des armées , & de ceux qui ſont éta-
blis dans les Villes de guerre ?

Quant aux titres que nous ve-
nons de rapporter , ils ſon aſſuré-
ment le tribut le plus légitime qu'on
puiſſe rendre à la vérité. La *préven-
tion* & *l'ignorance* , la *protection* &
l'importunité n'y ont eu aucune part ;
mais le ſeul deſir de faire connoître
l'efficacité de ce remede , autant qu'il
doit l'être pour le bien de l'humanité. Au reſte , ſi , par impoſſible ,
ils n'étoient pas capables d'appuyer
la confiance publique , les épreuves
multipliées qu'a ſouffertes depuis
douze ans l'Eau de Comere , & les

éloges qu'a reçus de toutes parts fon efficacité, l'enleveront, fans contredit, & méritent de trouver ici leur place.

Au commencement de l'année 1765, le fieur Duchans, pour obtenir la permiffion de vendre & diftribuer fon topique, en communi-*Délibéra-*qua la recette à MM. de la Com-*tion de la*miffion Royale de Médecine, & en *commiffion*conféquence de la délibération prife *Royale de*& fignée au Bureau de la Commif-*Médecine.*fion le premier Juillet 1765, M. *Brevet de*de Senac, après avoir fait lui-même *M. le pre-*l'examen de la compofition de cette *mier Méde-*Eau, accorda un Brevet le 12 du *cin du Roi.*même mois.

Le 27 Mai 1769, le fieur Duchans, dans l'intention de folliciter un privilege exclufif, propofa l'examen de fon Eau Vulnéraire à MM. de l'Académie Royale des Sciences; & leur en ayant confié la recette, voici le rapport qui en fut fait par *Rapport a-*MM. Malouin & Maquert, Com-*vantageux*miffaires nommés par l'Académie. *de MM. de*» Cette Eau eft déjà anciennement *l'Académie*» connue, fous le nom du fieur *Royale des*» Comere, de Montpellier. Le fieur *Sciences de*» Duchans,
Paris.

» Duchans, qui eſt le neveu du
» ſieur Comere, & qui ſe dit ſeul
»: poſſeſſeur du ſecret de la compo-
» ſition de ſon Eau, nous en a con-
» fié la recette ; & il nous paroît
» que les ingrédients, dont elle eſt
» compoſée, la rendent, en effet,
» propre à accélérer la guériſon de
» pluſieurs eſpeces de plaies, &
» ſingulierement de celles où il y
» a meurtriſſures ou extravaſion
» du ſang, ou échinoſe. Nous pou-
» vons dire, en général, que les
» drogues qui entrent dans la com-
» poſition de cette Eau, ont une
» qualité fondante, réſolutive &
» tonique; elles ſont du nombre de
» celles dont l'efficacité eſt reconnue
» en Médecine. Il y a même des re-
» medes uſités & décrits dans la Diſ-
» penſaire, qui ſont fort analogues
» à celui-ci. Cela nous porte à
» croire, qu'on peut ſe ſervir de
» ce dernier, avec ſuccès, dans tous
» les cas, où les médicaments en
» même tems toniques, fondants &
» diſcuſſifs ſont indiqués ».

Le 18 Septembre ſuivant, M. de Senac, d'après les preuves de la

Deuxieme Brevet de M. le premier Médecin du Roi.

B

bonne conduite & adminiſtration du
ſieur Duchans , & les certificats produits ſur l'efficacité de ſon remede ,
renouvella ſon Brevet.

Et le 18 Septembre 1770 , en
conſidération de tous ces divers témoignages , le Roi lui accorda des
Lettres Patentes , qui portent privilege excluſif pour tout le Royaume , & que l'on ſera bien aiſe de
trouver ici.

Lettres Pa-
tentes du
Roi.

» LOUIS , par la Grace de Dieu ,
» Roi de France & de Navarre , à
» tous ceux qui ces préſentes Let-
» tres verront : SALUT. Notre amé
» le ſieur Pierre Duchans nous au-
» roit très-humblement fait expoſer
» que par le décès du feu ſieur Co-
» mere , ſon oncle , il ſe trouve ſon
» ſeul héritier & ſeul poſſeſſeur du
» ſecret de l'Eau du ſieur Comere ,
» de Montpellier , connue depuis
» près d'un ſiecle dans pluſieurs
» Provinces de notre Royaume, par
» les bons effets qu'elle y a produits
» pour les contuſions , brûlures ,
» coupures , entorſes , & bleſſures
» d'armes à feu, ce qui lui a mérité

» l'approbation & la confiance des
» gens de l'Art , qui , fur tous les
» différents rapports qui ont été
» faits au fieur Senac , notre premier
» Médecin , il auroit lui-même fait
» l'examen de la compofition de la-
» dite Eau de Comere , qui lui a
» été communiquée par ledit fieur
» Duchans , en auroit fait rapport
» à la Commiffion Royale de Mé-
» decine affemblée , qui , par la dé-
» libération du premier Juillet 1765
» l'a autorifé , par fon Brevet du
» 12 du même mois , à compofer
» vendre & débiter ladite Eau de
» Comere , non - feulement dans
» Paris , mais dans toute l'étendue
» du Royaume. Ce qui l'a mis à
» portée d'être connue de tous les
» Chirurgiens , qui par les qualités
» excellentes qu'elle renferme , fe
» font empreffés d'en avoir chez
» eux. Que ladite Eau a été auffi
» foumife à l'examen de notre Aca-
» démie Royale des Sciences ; &
» que fur le rapport des fieurs Ma-
» louin & Maquert, Commiffaires
» nommés pour l'analyfe de cette
» Eau , il eft réfulté du compte par

» euxrendu, fuivant le certificat du
» fieur de Fouchy, Secrétaire per-
» pétuel de ladite Académie, du 28
» Mai 1769, que les ingrédiens
» dont elle eft compofée, la ren-
» dent effectivement propre à accé-
» lérer la guérifon de plufieurs ef-
» peces de plaies, & fingulierement
» celles où il y a meurtriffure ou
» extravafion du fang, ce qui a dé-
» cidé ledit fieur de Senac à lui ac-
» corder un même Brevet le 18 Sep-
» tembre 1769, qui lui permet de
» continuer la vente & diftribution
» de ladite Eau ; que cependant le-
» dit fieur Duchans, malgré l'au-
» thenticité de ce Brevet, fe trouve
» fouvent expofé à des difficultés
» qui lui font onéreufes, pourquoi
» il nous fupplioit de vouloir bien
» lui accorder nos Lettres Patentes
» portant privilege exclufif pendant
» quinze ans, pour vendre & diftri-
» buer ladite Eau de Comere dans
» toute l'étendue de notre Royaume.
» A CES CAUSES, de l'avis de
» notre Confeil, qui a vû ladite
» déclaration de la Commiffion-
» Royale de Médecine, du premier

» Juillet 1765 ; le Brevet du 12
» du même mois : enfemble le rap-
» port des Commiffaires de notre
» Académie - Royale des Sciences,
» mentionné au Certificat dudit Sr.
» de Fouchy, Secretaire perpétuel
» de ladite Académie, du 28 Mai
» 1769, & le nouveau Brevet don-
» né par ledit fieur de Senac, notre
» premier Médecin, du 28 Septem-
» bre fuivant, & de notre certaine
» fcience, pleine puiffance & auto-
» rité royale, nous avons par ces
» Préfentes, fignées de notre main,
» accordé & accordons audit Sieur
» Duchans, la faculté exclufive de
» compofer, annoncer, vendre &
» diftribuer durant l'efpace de quin-
» ze années, tant dans notre bonne
» Ville de Paris, que dans toute l'é-
» tendue de notre Royaume, Ter-
» res & Seigneuries de notre obéif-
» fance, l'Eau fpiritueufe connue
» fous le nom d'Eau de Comere de
» Montpellier, approuvée par la
» Commiffion Royale de Médeci-
» ne, & notre Académie-Royale
» des Sciences à Paris, dont les
» Certificats font ici attachés fous

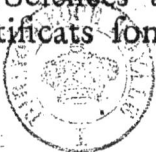

» le contre-ſcel de notre Chancel-
» lerie ; voulons qu'il puiſſe com-
» mettre telles perſonnes, qu'il vou-
» dra dans toutes les Villes pour y
» placer les dépôts de ladite Eau,
» en faire la diſtribution en ſon
» nom. Faiſons défenſes à toutes
» perſonnes, de quelque état, qua-
» lité & condition qu'elles ſoient,
» de le troubler, ni inquiéter dans
» la diſtribution & vente de ladite
» Eau : leur défendons pareillement
» d'en vendre & diſtribuer , ſous
» telle dénomination que ce puiſſe
» être , ſans y être autoriſées par
» le Sieur Duchans, à peine de la
» confiſcation de ladite Eau , & de
» 1500 liv. d'amende applicable ,
» moitié à l'Hôpital le plus pro-
» chain, & l'autre moitié audit Ex-
» poſant, à titre de dommages & in-
» térêts. Si donnons en mandement,
» à nos amés & féaux Conſeillers,
» les Gens tenant notre Cour de
» Parlement à Paris , & autres nos
» Officiers & Juſticiers qu'il appar-
» tiendra , que ces Préſentes ils
» ayent à faire regiſtrer, & du con-
» tenu en icelles, jouir & uſer le-

» dit Expofant, ceffant & faifant
» ceffer tous troubles & empêche-
» ments , & ce nonobftant tous E-
» dits , Déclarations & Arrêts à ce
» contraires , auxquels nous avons
» dérogé & dérogeons par ces Pré-
» fentes à cet égard feulement : car
» tel eft notre plaifir. Donné à Ver-
» failles le dix-huitieme jour du mois
» de Septembre, l'an de grace 1770,
» & de notre regne le cinquante-fi-
» xieme. *Signé* LOUIS , *& plus bas*,
» par le Roi. *Signé* PHELIPEAUX ,
» & fcellées du grand Sceau de cire
» jaune.

Le 5 du mois de Décembre fui-   Premier
vant , à la préfentation de ces Let-   Arrêt du
tres-Patentes en Parlement , pour   Parlement,
y être enregiftrées , la Cour avant
que de procéder à cet enregiftre-
ment , » ordonna par un Arrêt
» qu'elles fuffent communiquées à
» M. le Lieutenant Général de Po-
» lice , & au Subftitut du Procu-
» reur Général du Roi au Châte-
» let de Paris , pour donner leur
» avis fur le contenu en icelles ,
» avec ordre à l'impétrant de repré-
» fenter la délibération de la Com-

» miſſion-Royale de Médecine, &
» le rapport de l'Académie-Royale
» des Sciences, pour que le tout
» fût communiqué à M. le Procu-
» reur Général du Roi, pour être
» par lui pris des concluſions, &
» la Cour ordonner ce qu'il appar-
» tiendroit.

Rapport a-vantageux de M. de Sartine au Parlement. M. de Sartine, dans ſon rapport fait au Parlement, en conſéquence de cet Arrêt, s'exprime en ces ter- més : » Nous avons l'honneur d'ob-
» ſerver à la Cour, que le Topi-
» que dont il s'agit, ayant déja eu
» cours en cette Ville à la ſatisfac-
» tion du Public pendant quatre
» années conſécutives, en vertu de
» deux Brevets ſucceſſivement ac-
» cordés par le Premier Médecin
» du Roi, au Sieur Duchans, &
» le nouvel examen qui en a été
» fait depuis par M M. de l'Acadé-
» mie des Sciences, nous paroiſ-
» ſent, d'après le rapport qu'ils en
» ont fait, ajouter un témoignage
» de plus en faveur de ce remede;
» nous croyons qu'il n'y a aucun
» inconvénient à en autoriſer d'une
» façon encore plus authentique la
» continuation du débit. Par ces

» confidérations , notre avis eft ;
» fous le bon plaifir de la Cour,
» que lefdites Lettres-Patentes peu-
» vent être enregiftrées , pour par
» ledit Duchans jouir de l'effet
» contenu en icelles. Fait le 6 Mars
» 1771. *Signé* DE SARTINE.

Le 26 Mars 1773 , les Lettres-Patentes furent enregiftrées en Parlement, d'après un fecond Arrêt en ces termes : » Regiftrées , ce confen- » tant le Procureur Général du Roi, » pour être exécutées felon leur » forme & teneur, & jouir par l'im- » pétrant de l'effet contenu en icel- » les , fuivant l'Arrêt de ce jour. A » Paris en Parlement, le 26 Mars » mil fept cent foixante-treize. *Si-* » *gné,* LE JAI. Deuxieme Arrêt du Parlement.

Le 4 Mai 1773 , le Roi , pour mettre le dernier fceau au Privilege exclufif qu'il avoit daigné accorder au Sieur Duchans, lui donna un Brevet confirmatif de Lettres-Patentes , en conféquence du confentement de Meffieurs de la Commiffion Royale de Médecine , donné par délibération le Lundi trois Mai 1773, & figné par MM. Thieu- Deuxieme Délibera-tion de la Comiffion Royale de Médecine.

lier, Doyen; de l'Epine, Belle-
tête, Laffaigne, Raulin, Louis
Bordenave, Sabatier, Gourfand,
Brailliet, Roulx & Mitouart : voici la teneur de ce Brevet.

» Aujourd'hui quatre Mai mil
» fept cent foixante-treize, le Roi
» étant à Verfailles, le fieur Pierre
» Duchans a très - humblement ex-
» pofé à Sa Majefté que, pour fatis-
» faire à fa Déclaration du 25 Avril
» mil fept cent foixante-douze, il
» avoit préfenté à fa Commiffion
» royale de Médecine, les Lettres-
» Patentes qu'elle avoit eu la bonté
» de lui accorder, le dix-huit Sep-
» tembre mil fept cent foixante-dix,
» enregiftrées en Parlement le vingt-
» fix Mars dernier, par lefquelles
» Sa Majefté lui auroit donné la fa-
» culté excluſive de compofer, an-
» noncer, vendre, faire vendre &
» diftribuer, par lui ou par telles per-
» fonnes qu'il voudroit commettre,
» tant dans Paris que dans toute
» l'étendue du Royaume, pendant
» le temps & efpace de quinze an-
» nées, l'eau fpiritueufe connue fous
» le nom d'Eau de Comere de Mont-

» pellier, dont les bons effets pour
» les contufions, brûlures, coupu-
» res, entorfes & bleffures d'armes
» à feu auroit été préalablement
» conftaté; que ladite Commiffion
» royale lui avoit donné acte de la
» préfentation par lui faite defdites
» Lettres-Patentes, ainfi qu'il réful-
» toit de l'Arrêt de fa délibération,
» en date du jour d'hier, dont il
» rapportoit une expédition en for-
» me; & qu'il fupplioit en confé-
» quence Sa Majefté de vouloir bien
» lui accorder un Brevet confirmatif
» d'icelles, aux offres qu'il faifoit
» de fe conformer aux difpofitions
» de ladite Déclaration du vingt-
» cinq Avril: à quoi ayant égard,
» vû lefdites Lettres-Patentes, en-
» femble l'expédition en forme dudit
» Arrêt de Délibération, ci-attaché
» fous le fcel de fa Commiffion
» royale de Médecine, Sa Majefté
» a confirmé & confirme lefdites
» Lettres-Patentes par elle ci-devant
» accordées audit fieur Pierre Du-
» chans, le dix-huit Septembre mil
» fept cent foixante-dix, enregif-
» trées en fa Cour de Parlement, le

» vingt-fix Mars dernier ; veut &
» entend S. M. qu'elles foient exé-
» cutées felon leur forme & teneur ;
» permet en conféquence audit Sr
» Duchans , exclufivement à tous
» autres, de compofer, annoncer ,
» vendre , faire vendre & diftribuer
» par lui ou par telles perfonnes qu'il
» voudra commettre, tant dans Pa-
» ris que dans toute l'étendue du
» Royaume , & jufqu'à l'expiration
» des quinze années portées par lef-
» dites Lettres-Patentes , l'eau fpi-
» ritueufe connue fous le nom d'Eau
» de Comere , de Montpellier ; fai-
» fant Sa Majefté très-expreffes in-
» hibitions & défenfes à toutes per-
» fonnes , de quelqu'état , qualité
» & condition qu'elles foient , de le
» troubler ni inquiéter dans la dif-
» tribution & vente de ladite eau ;
» comme auffi d'en vendre & débiter,
» fous quelque dénomination que
» ce puiffe être , fans y être due-
» ment autorifées par lui , à peine
» de confifcation de ladite eau , &
» de quinze cent livres d'amende,
» applicable , moitié à l'Hôpital le
» plus voifin du lieu où le délit aura

» été commis , & l'autre moitié
» au profit dudit fieur Duchans ;
» à la charge néantmoins par l'Ex-
» pofant , de fe conformer aux dif-
» pofitions de fa Déclaration du
» vingt-cinq Avril mil fept cent
» foixante-douze ; comme auffi de
» fe repréfenter après l'expiration
» defdites quinze années à fadite
» Commiffion royale, pour être par
» elle ftatué ce qu'il appartiendroit
» fur le renouvellement du préfent
» Brevet , que , pour affurance de fa
» volonté , Sa Majefté a figné de fa
» main , & fait contrefigner par moi
» Confeiller-Secrétaire d'Etat & de
» fes Commandements & Finances.
» *Signé* LOUIS ; Et plus bas ,
» PHELIPEAUX «.

Après tant de témoignages mar-
qués au coin de la plus pure inté-
grité , le fieur Duchans n'aura pas
à craindre d'être mis par le Public
au nombre de ces Charlatans, *dont*
l'ignorance , la témérité , l'arrogance
forment le caractere ; qui fe prétendant
poffeffeurs de remedes infaillibles , re-
fufent de les faire connoître ; qui fuient
la préfence de ceux qui feroient dans le

*cas de juger de leurs effets, & d'en
diriger l'administration.* Il se distin-
guera au contraire de ces empiriques,
par une conduite toute opposée :
trop assuré des merveilles que son
spécifique opere tous les jours à ses
yeux, pour craindre ceux des maîtres de l'art ; il sera flatté de l'admi-
niltrer sous leur conduite, ou d'après
leur Ordonnance ; & dans tous les
cas, son intérêt propre & son honneur l'engageront à réclamer l'assis-
tance de ceux que les Loix autori-
sent à veiller à la conservation de
tous les suppôts de l'Etat ; bien per-
suadé, dailleurs, que faute de cette
précaution, il lui suffiroit de rater
une seule cure, pour décréditer son
remede.

Au reste, cette Eau Vulnéraire
n'étant ici présentée que comme un
topique, & comme tel, ne pouvant
être administrée qu'à l'extérieur,
ses bons effets sont indépendants de
la connoissance du tempérament,
& de cet *à propos* auquel les remedes
internes sont assujétis, & que l'on
ne peut connoître, que d'une maniere fort conjecturale, le plus & le

moins dans les parties compofantes
ne pouvant s'apprécier au jufte. Il
n'en eft pas de même de l'adminiftration de notre topique, qui n'eft fou-
mis à aucun autre *à propos*, qu'à
celui du moment de la bleffure. Au
furplus, le délai, qui peut être mis à
l'application de ce remede, ne peut
qu'en retarder l'effet. Il ne jette aucun trouble dans l'économie animale. Ce qui donne à conclure que
l'adminiftration de l'Eau de Comere
ne fçauroit être rendue meurtriere
par les circonftances du tempérament, du temps, du lieu, des perfonnes entre les mains defquelles
elle peut tomber; & le fieur Duchans
peut fe flatter que plus le Public en
ufera, plus il en connoîtra les fou-
veraines qualités. Il en découvrira
lui-même plufieurs autres, dont ce
Botanifte n'a pas voulu furcharger
ce Difcours, dans la crainte d'être
accufé d'exagération, & d'aigrir encore la jaloufe manie, dont il n'a
que trop éprouvé les fourdes prati-
ques. Chacun fentira, par fa propre
expérience, combien l'Eau de Comere mérite d'être placée au rang

dès remedes les plus falutaires & les
plus effentiels à l'humanité.

On croit devoir ajouter, aux ra-
res qualités de notre Eau Vulnéraire, celle de ne rien perdre de fa
vertu, quelque efpace de temps
qu'elle foit confervée. Elle eft d'ailleurs d'une affez agréable odeur,
pour que l'on puiffe toujours en
avoir fur foi. Les Meffieurs peuvent
en ufer, après s'être fait rafer, en
en jettant dix à douze goutes dans
le plat à barbe, avec de l'eau commune, pour fe laver le vifage & les
mains à froid ou à chaud. Au moyen
de ce petit foin, ils préviendront la
fortie des boutons & celle des rougeurs : toutes ces couleurs qui dé-
truifent le teint feront diffipées fans
retour, en ce qu'elle raffermit la
peau, la nourrit & la conferve.

Les Dames y trouveront à leur
toilette tous les avantages qu'elles
defirent, fans courir les rifques de
fe brûler l'épiderme, comme le font
la plûpart des eaux fpiritueufess
qu'elles employent ; elles peuvent
encore fe préferver la bouche de
tous les accidents auxquels elle eft
expofée,

expofée, en fe la rinçant tous les matins avec une cuillerée de notre Eau dans un verre d'eau commune tiedie. Enfin, que peut-il y avoir de plus intéreffant pour les perfonnes qui portent fur elles de l'Eau de Comere, que d'avoir à la main un prompt fecours dans les accidents fubits qui peuvent leur arriver, ou de pouvoir le procurer à celles auprès defquelles elles peuvent fe rencontrer, lorfqu'elles en font furprifes? C'eft à cette fin, que Madame le Mofnier en ufe depuis nombre d'années. Elle en adminiftroit avec avantage à la défunte Reine, L. A. R. Mefdames de France, s'en fervoient dès-lors; & dernierement elle a décidé S. M. bienfaifante, notre jeune Reine, à s'en fervir pour fe guérir d'une bleffure à la main. Depuis cette heureufe épreuve, L. A. R. Mefdames d'Artois & de Provence en ont chez elles.

Avec chaque bouteille d'Eau de Comere, on donnera une inftruction qui contient le détail des accidents & maladies contre lefquels on doit en faire ufage : on y prefcrit la dofe & la maniere de l'employer.

C

APrès nous, après nos semblables, qu'avons nous de plus intéressant, que la conservation de ces animaux domestiques , qui labourent nos champs , nous portent dans nos voyages ; qui nous nourrissent de leur lait ; qui nous accompagnent à la chasse , gardent nos maisons, ou qui les purgent des insectes nuisibles ? Moins leur existence nous est indifférente , plus ils doivent être l'objet de nos soins : il ne sera donc pas déplacé d'annoncer ici que l'Eau Vulnéraire de Comere , les guérit promptement & radicalement de presque tous les accidents qui leur arrivent ; telles sont les morsures & meurtrissures qu'ils se font les uns aux autres : les enclouures des chevaux & des mulets , &c. Lorsqu'un chien ou un chat se trouve empoisonné , une cuillerée à bouche de cette Eau, & sur le champ pareille quantité d'huile de noix ou d'olive, qu'on leur fait avaler , leur fait jetter tout le poison. La même dose les guérit de leurs vertigos ou étour-

diffemens, pourvu qu'on ait le foin
de leur injecter, avec une petite fe-
ringue, quelque peu d'Eau Vulnéraire dans les narrines : & quatre à
fix cuillerées dans la décoction de pariétaire, de mauve ou de bouillon
blanc, forme un excellent remede
pour les chevaux.

Le fieur Duchans croit devoir
protefter, en finiffant, que dans ce
petit Ouvrage, il a moins fon intérêt à cœur, que la fatisfaction de
mettre au plus grand jour les fou-
veraines propriétés de fon Eau fpiritueufe vulnéraire. Puiffent les pei-
nes & les foins qu'il s'eft donnés, &
fur-tout pour la faire autorifer par
la puiffance légiflative, opérer tout
l'effet qu'il doit en attendre. Puiffe
l'ufage de ce fpécifique convaincre
de jour en jour le Public de fes vertus
par fon efficacité. Puiffe cette con-
viction captiver fa confiance & fon
eftime : c'eft alors que l'ambition du
fieur Duchans fera fatisfaite, & que
fes vœux feront accomplis.

CATALOGUE des principaux accidents contre lesquels on doit faire usage de l'EAU DE COMERE, avec la maniere de l'employer.

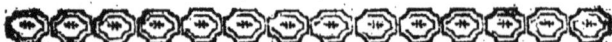

I.
Pour les blessures reçues avec armes blanches, fers pointus, tranchants, meurtrissures.

INJECTEZ de cette Eau avec une seringue dans les plaies qui seront profondes, pénétrassent-elles jusques dans l'intérieur de la poitrine; c'est à la faveur de cette injection que vous épancherez le sang, que vous l'expulserez de la plaie. Lavez ensuite les ouvertures, s'il y en a deux, c'est-à-dire, si le coup traverse le corps ou quelque membre. Rapprochez les levres de la plaie, appliquez-y par dessus une de ces peaux fines dont on se sert pour faire les gants blancs, ou du papier brouillard imbibé de cette Eau. Couvrez cette peau d'une compresse de linge fin en quatre doubles, également humectée de ce remede: nourrissez cette humidité de quatre en quatre heures durant le premier jour, après lequel vous leverez le premier appareil avec la peau ou le papier gris ; vous laverez la plaie, & continuerez le panfement jufqu'à parfaite guérifon ; elle vous fera annoncée par la chûte de la peau ou du papier gris qui fe détacheront d'eux-mêmes.

Si quelques corps étrangers & brûlants s'étoient introduits dans la plaie, commencez par les en retirer promptement, & faites votre panfement, ainfi qu'il eft détaillé ci-deffus.

II. Coups d'armes à feu.

Il fuffira de laver ces plaies avec cette Eau, & de rapprocher les levres, & d'y appliquer la peau blanche ou le papier brouillard imbibés de ce remede : un ou deux panfements triompheront de la bleffure.

III. Bleffures fimples & récentes.

Faites premierement appliquer fur le front une peau blanche fine, ou du papier brouillard imbibé de notre Eau avec une compreffe de linge fin par deffus, auffi humecté de ce remede ; que le malade en fecond lieu refpire par le nez cinq à fix gouttes de l'Eau auffi fort qu'il

IV. Meurtriffures, contufions, coups reçus à la tête, & les étourdiffements caufés par la vapeur du charbon.

pourra : c'eft par cette refpiration que le fang qui pourroit fe coaguler , fera diffous par le canal de l'odorat. Réitérez cette refpiration trois fois dans l'intervalle d'une heure ; que le malade fe mouche , vous verrez defcendre , par le nez , les eaux du cerveau rougies de fang ; baffinez enfuite avec l'Eau l'endroit où aura été reçu le coup , faifant couper les cheveux s'il eft néceffaire ; placez - y une peau fine ou du papier brouillard imbibé de ce remede , avec une compreffe de linge fin en quatre doubles , & faites le panfement, au furplus en la maniere contenue au premier article ; & comme ces divers panfemens font ou peuvent être un peu douloureux & fenfibles , à l'égard de certaines perfonnes , il faut avoir la précaution de faire boire au bleffé dans un verre de vin blanc ou rouge , la quantité d'une cuillerée à caffé de ladite Eau , avant ou après le panfement , fuivant la force que fe fentira le malade.

V.
Centu- Frottez la partie affligée avec un

linge fin imbibé de ladite Eau, ap- fions entor-
pliquez ce linge ; mettez - y une ses, gonfle-
compreffe également humectée de lures & dis-
ce remede ; renouvellez cette hu- locations.
midité de quatre en quatre heures,
& le même panfement le lendemain ;
pratiquez cela, vous verrez difpa-
roître le gonflement ; ufez - en de
même pour la luxation, après que
le membre difloqué aura été remis
de fa fracture.

Il faut que l'enflure foit frottée VI.
avec un linge fin trempé dans cette ou piquu-
Eau, pour les mouches & autres res de tou-
infectes de toute efpece, comme d'infectes&
pour toutes autres enflures. Baffi- animaux.
nez-les, & appliquez-leur enfuite
par deffus la peau de gant ou le papier brouillard imbibés de ladite
Eau, couvrez-les d'une compreffe
également humectée ; la peau ou le
papier fe détacheront feuls, lorfque la plaie fera guérie.

Panfez-les avec cette Eau toutes VII.
les vingt-quatre heures, & baffinez- fimples &
les avec ce remede ; appliquez- y les invété-
des compreffes, qui en foient im- rés.

C iv

bibées , & quant aux plaies invété-
rées, fervez-vous-en, au lieu de charpie , de la tête feche d'un rofeau ;
elle a une vertu attractive qui def-
feche les humeurs ; fervez - vous ,
quoi qu'il en foit, de charpie faite
de rofeau.

V I I I.
Éréfipel
les.

Ils doivent être frottés trois fois
par jour avec ladite Eau , vous-y
mettrez enfuite une compreffe imbibée de ce remede en quatre doubles , vous verrez la peau repren-
dre fa premiere couleur naturelle ,
fans qu'il paroiffe le moindre veftige d'altération.

I X.
Mal de
gorge &
efquinan
cie.

Frottez avec cette Eau auffi chau-
de que le malade pourra le fuppor-
ter , la partie extérieure du gofier ?
mettez-y enfuite une compreffe en
quatre doubles ; imbibées du même
remede , & le mal de gorge fera ap-
paifé le lendemain.

X.
Rougeur
& b t n
qui vien-
nent au vi-
fage.

Dans un vafe où vous mettrez un
demi-verre d'eau ordinaire , jettez
une cuillerée à café de ladite Eau ,
& lavez vous-en le vifage pour

diffiper les rougeurs , baffinez - le
avec une éponge ou linge fin ; mais
lorfqu'il vous fortira des boutons ,
vous imbiberez de cette Eau fpiritueufe un linge fin , en baffinerez
ces boutons pendant le jour ; &
vous tiendrez fur le vifage pendant
la nuit ce linge humecté de ladite
Eau.

Baffinez cette plaie avec ladite **X I.** **Brûlures.**
Eau , couvrez d'une peau fine blan-
che ou du papier brouillard trempés
dans ce liquide , mettez-y par deffus une compreffe de linge fin en
quatre doubles qui foit auffi imbibé
de cette Eau , avec attention de re-
nouveller cette humidité de deux
heures en deux heures , fans tou-
cher à la peau ou papier. Faites le
même panfement le lendemain , &
jufqu'à parfaite guérifon ; elle fera
prompte & fuivie de l'avantage de
n'appercevoir aucun veftige d'écor-
chure ni de cloche , fi le panfement eft fait au moment de l'accident , & fi l'on n'a pas ufé d'un autre remede.

Appliquez fur la partie affligée **X I I.** **Sang coa-**
une peau fine de gant blanc ou du

gulé ; ex-
travafé, ou
échimofé
dans le tif-
fu cellu-
re.
papier brouillard imbibé de cette
Eau avec une compreſſe de linge fin
en quatre doubles : par deſſus hu-
meˆctée de ce remede ; il réſout très-
promptement le ſang coagulé & ex-
travaſé ſans ſuppuration , parce que
la vertu attractive de cette Eau eſt
de faire ſortir le ſang par les pores,
& même elle fait rougir la peau qui
eſt placée ſur la partie affectée.

X I I I.
Pour la
bouche, les
dents & les
gencives.
Imbibez de cette eau du coton non
filé , mettez-le ſur la dent, la douleur
ſera diſſipée. A l'égard des ſéroſités
& du tartre , mettez une cuillerée à
caffé de ce remede avec pareille quantité d'eau ordinaire dans un vaſe
quelconque , frottez-vous-en les
dents & les gencives avec une éponge , matin & ſoir. Par cette prudente
précaution vous entretiendrez ces
deux ornements de la tête dans leur
état naturel , vous affranchirez votre
bouche des mauvaiſes odeurs , en la
rinſant avec cette eau mêlée dans de
l'eau commune;la valeur d'un demi-
verre de vin ou d'eau , dix à douze
gouttes de la premiere , le reſte de la
deuxieme : ces deux eaux mêlées, qui

exhaleront la plus grande odeur, vous ferviront au rafraichiffement des genfives, à la deftruction des gonflemens, & à prévenir l'un & l'autre de ces accidents.

Avec un linge fin trempé dans cette eau, frottez-les auffi fort que vous pourrez le fouffrir, appliquez-y une compreffe pareillement imbibée de remede, & renouvellez le même panfement quatre fois par jour, deux le matin, autant le foir, jufqu'à la guérifon, que vous n'attendrez pas long-temps.

XIV. Dartres dites Démangeaifons.

Elles doivent être baffinées avec cette eau à froid, & l'on doit y appliquer une compreffe imbibée avec ce remede ; & fuppofé qu'elles foient ouvertes, il doit y être appliqué un plumaffeau de charpie raclé fur le linge avec un couteau, plumaffeau qu'il faut mettre fur la plaie imbibée de ladite eau, & qui doit être couvert d'une compreffe trempée dans ce remede. Cette maniere de panfement vous rendra bien tôt les chairs auffi fermes qu'elles l'étoient auparavant.

XV. Engelures.

XVI. *Rhuma-* *tifmes.* Après avoir bien frotté la partie affectée avec un linge le plus fec & le plus chaud poffible, appliquez-y une compreffe en quatre doubles, trempée de cette eau, & vous renouvellerez le même panfement deux fois par jour, jufqu'à parfaite guérifon.

XVII. *Morfures &meurtrif-* *fures que fe* *font les a-* *nimaux en-* *tr'eux.* Les plaies qui auront été formées par ces morfures ou meurtriffures, doivent être frottées trois ou quatre fois par jour avec un linge imbibé de ladite eau ; fur elle doit être mis un linge imbibé de la même eau, avec une compreffe par deffus, humectée de même, qu'on fera tenir, felon que le permettra la fituation de la plaie.

XVIII. *Hémorori-* *des exter* *nes.* Ayez foin de les frotter de deux heures en deux heures pendant le jour, avec la rame d'une plume fine trempée dans cette eau ; & le foir, en vous couchant, appliquez-y deffus une compreffe imbibée de ce remede, & renouvellez cette humidité, fi vous reftez au lit, lorfque vous jugerez que la compreffe pourra être feche.

Commencez par ôter le clou, ou **XIX** Enclouûres ou clous de rue qui entrent dans les pieds des chevaux ou des mulets.

corps étranger, si aucun en reste dans le pied; faites couler de cette eau dans le trou de l'enclouûre ou piquure, jusqu'à ce que la plaie en regorge : trempez ensuite des étoupes dans ladite eau, au lieu de compresse; mettez-y ensuite par-dessus deux morceaux de bois plat & mince que vous joindrez ensemble pour soutenir cet appareil, observant que le pied malade porte toujours, autant qu'il est possible, sur un endroit sec.

XX. Chiens & Chats empoisonnés.

Faites leur avaler sur le champ ou aussitôt que vous reconnoîtrez leur accident, une bonne cuillerée à bouche de cette eau, sur le champ une autre quantité d'huile de noix ou d'huile d'olive ; réitérez l'usage de ce remede trois fois dans l'intervalle d'une heure, si l'animal ne rend pas plutôt le poison qu'il a pris.

XXI. Vertigos ou étourdissements de ces animaux, & affections de tête des chevaux.

Usez du même remede & de la même maniere ci-dessus expliquée, son effet se fera bientôt connoître, & injectez leur avec une petite seringue de cette eau dans les narines.

XXII.
Remede pour les chevaux & mulets, à administrer intérieurement.

Mettre dans la décoction de pariétaire, de mauve, ou de bouillon blanc, de quatre à six cuillerées à bouche de ladite eau, suivant la force de l'animal.

On trouve chez le Sr Duchans des bouteilles de ce Spécifique de toutes grandeurs. Le prix est inscrit sur les bouteilles. Il demeure rue S. Thomas du Louvre, près la Place du Palais-Royal, où est son Tableau.

Les bouteilles feront cachetées & marquées de l'empreinte ci-dessous.

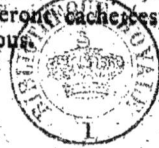

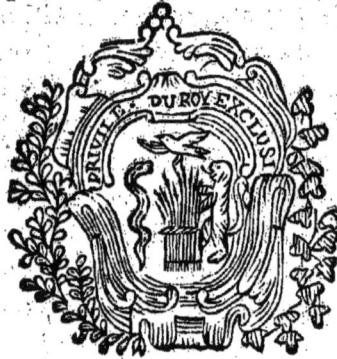

www.ingramcontent.com/pod-product-compliance
Lightning Source LLC
Chambersburg PA
CBHW070916210326
41521CB00010B/2211